J. PUJADE.

HISTOIRE RAPIDE

DE

LA GRIPPE DE 1837,

DANS LA VALLÉE DU TECH,

ET DESCRIPTION

D'UNE AFFECTION FÉBRILE,

RÉPUTÉE ÉPIDÉMIQUE,

QUI A RÉGNÉ A FORT-LES-BAINS, DE 1822

JUSQU'EN 1836,

SUIVI DE QUELQUES VUES GÉNÉRALES SUR DIVERS POINTS

D'HYGIÈNE PUBLIQUE ET MILITAIRE,

PAR J. PUJADE,

Chevalier de la Légion d'Honneur, Inspecteur des Bains d'Arles, ex-médecin de 1re classe aux armées impériales, membre correspondant de plusieurs sociétés savantes.

PERPIGNAN.

IMPRIMERIE DE JEAN-BAPTISTE ALZINE.

1838.

Aux Mânes

DU PLUS ILLUSTRE DES CHEFS DU SERVICE MÉDICAL

DES ARMÉES IMPÉRIALES,

LE BARON DESGENETTES,

Officier de la Légion-d'Honneur, Professeur d'Hygiène
à la Faculté de Paris;

et de l'ami le plus sincère,

JOSEPH MASNOU,

Chevalier de la Légion-d'Honneur, Médecin en Chef
de l'Hôpital militaire de Perpignan,

Puissiez-vous, ombres respectables, sourire au bonheur que me procure ce nouvel essai, dans une carrière que vous parcourûtes, l'un avec tant d'éclat, l'autre avec cette rare modestie qui cache le vrai talent, de pouvoir consigner dans cette page les plus purs souvenirs de gratitude et d'amitié.

J. PUJADE.

HISTOIRE

RAPIDE

DE LA GRIPPE

DE 1837,

DANS LA VALLÉE DU TECH.

(Ce travail a été lu à la *Société Philomathique de Perpignan*, dans la séance du 17 mai 1837.)

Une épidémie de nature catarrhale et qu'on désigne sous les noms vulgaires de *grippe* et d'*influence*, vient d'envahir successivement l'Angleterre, la France, l'Allemagne et l'Espagne. Elle a d'abord éclaté dans les capitales, pour s'étendre ensuite sur les campagnes. La grippe aurait exercé des ravages dans certaines contrées de l'Allemagne et principalement en Angleterre. Très peu intense à Paris, elle aurait offert de la gravité sur quelques points du royaume.

Bien qu'on ait dû subir l'influence fâcheuse, il est à remarquer que la sécurité publique n'a nullement été ébranlée. La grippe n'a point ému l'homme de l'art, ne voyant en elle qu'une affection toujours légère de sa nature et disparaissant avec la saison qui l'avait produite. Mais elle a fixé l'attention de l'autorité, sinon comme pouvant entraîner des dangers, du moins à raison de l'embarras qu'elle a fait éprouver, en général, aux divers services publics.

Toutefois, des médecins estimables se sont occupés de la grippe. Plusieurs ouvrages ont été publiés sur cette maladie, depuis la fin du XVIe siècle jusqu'à ce jour. Les descriptions qui remontent à ces premiers tems, sont très incomplètes On s'était peu occupé des causes et du caractère de la maladie; ses symptômes essentiels et les divers accidens qui s'y rattachent, étaient passés presque inaperçus. Mais à dater de l'épidémie de 1733, les épidémies de grippe ont été mieux décrites et mieux connues. C'est surtout depuis celle de 1830, qu'on a fait connaître les prodrômes de l'affection catarrhale constitutionnelle, ses symptômes, sa marche, sa durée, sa terminaison et ses complications; qu'on a émis enfin des idées précises sur son étiologie, sa nature, ses formes et sa thérapeutique.

Mais ces divers travaux quelque étendus, quelque complets qu'ils soient, peuvent-ils servir toujours de guide aux praticiens, surtout à ceux qui exercent à la campagne? trouve-t-on indiqués, dans ces travaux, toutes les nuances de la maladie, ses accidens variés et ses complications nombreuses? c'est ce que je vais examiner.

Je ferai d'abord remarquer que la forme et les caractères que les auteurs modernes ont assigné à la grippe, sont en somme ceux sous lesquels elle s'était montrée dans les épidémies qu'on a vues se succéder depuis la fin du XVIIIe siècle jusqu'à ce jour. Ainsi la grippe de 1837 est à peu près telle qu'on l'a observée en 1803, 1830 et 1833, c'est-à-dire offrant les mêmes symptômes et les mêmes complications, revêtant le caractère d'une affection catarrhale simple, et se terminant heureusement, excepté dans les cas de coïncidence avec d'autres maladies.

Cette uniformité de vues concernant les caractères d'une maladie générale, et par conséquent sujette à de nombreuses modifications, tant sous le rapport de sa marche et de sa forme que sous celui de son intensité, m'a paru tenir à ce que les relations d'épidémies de grippes ont été à peu près rédigées sur des documens recueillis dans la cité. En effet, si les travaux que nous possédons concernant cette affection constitutionnelle, sont le résultat de recherches faites strictement à la capitale, ils doivent d'autant moins différer sur le caractère et la forme qu'a revêtus la maladie régnante, que les conditions sous lesquelles elle s'est offerte aux observateurs, ont été à peu près les mêmes.

Certes, il n'en serait pas ainsi, si nos confrères habitant la province, et appelés à leur tour à observer l'épidémie, avaient eu soin de recueillir et de publier les faits les plus marquans et les principales nuances qu'elle a pu leur offrir durant son cours.

On ne doit donc point être surpris, si les auteurs qui se sont livrés jusqu'ici à des recherches sur les épidémies de grippe, n'ont atteint, qu'en partie, leur but, n'ayant pu suivre et étudier la maladie dans diverses localités, et par conséquent recueillir les faits variés et toutes les circonstances qui s'y rattachent. Or, de tout cela ressort la conséquence que les divers travaux, qu'on a publiés jusqu'à présent sur l'affection régnante, ne réunissent pas les conditions nécessaires pour guider, dans tous les cas, les praticiens, particulièrement ceux qui exercent à la campagne; que ces derniers se hâtent donc d'ajouter à ces travaux déjà si intéressans, le résultat de leurs investigations; et la lacune importante que je viens de signaler sera bientôt remplie. C'est dans ce seul but que j'ose apporter mon faible tribut à la science.

ÉTAT DE L'ATMOSPHÈRE. — CARACTÈRE DEL 'ÉPIDÉMIE.

Cette année (1837), l'hiver a été d'une rudesse extrême dans la vallée du Tech; le printems s'y est annoncé sous les auspices d'une rigueur désespérante. Aujourd'hui même, 15 avril, la température est aussi rigoureuse que dans les plus durs jours de janvier. Le froid a été en général sec. Deux vents, dont l'un du nord, âpre et pénétrant, et l'autre d'est, quelquefois humide, mais non moins froid et incessant, ont tourmenté dans les campagnes et la végétation et les habitans. Ils cessaient et revenaient alternativement; parfois s'établissaient ensemble. Le vent du sud, qu'on voit régner si fréquemment dans cette contrée, a passé cet hiver presque inaperçu, et s'il a paru dominer quelquefois, c'était du moins sans apporter de modification notable dans la température.

La grippe éclata à Perpignan vers le milieu de l'hiver; elle n'a paru, à Arles, que dans la seconde quinzaine de mars. Puis la maladie s'est étendue successivement sur toute la campagne et a pénétré jusqu'aux habitations les plus élevées de la vallée.

Beaucoup de personnes qui avaient séjourné pendant plusieurs jours à Perpignan, à l'époque où la grippe y sévissait d'une manière générale, sont rentrées dans leurs foyers sans avoir ressenti la moindre atteinte de son influence. D'autres voyageurs, offrant les symptômes de l'affection commune, s'étaient arrêtés à Arles, avaient parcouru toute la contrée, et rien n'a démontré jusqu'ici qu'elle y ait été importée.

Au contraire, la grippe s'est montrée à l'improviste dans cette ville, et à l'instant, tous les habitans de la vallée vivaient sous l'influence épidémique. La maladie a sévi si rapidement et si généralement, qu'il est peu de personnes aujourd'hui qui ne l'aient subie plus ou moins. Ajoutons enfin, qu'aucun fait n'est venu constater le caractère contagieux de l'affection régnante.

ÉTIOLOGIE.

Nous vivons sous une influence fâcheuse; sa nature échappe à toute investigation ; mais si l'on peut juger d'une cause par l'effet, sans m'occuper de son essence, j'établirai que la cause de l'épidémie catarrhale est dans la qualité des vents qui ont dominé cet hiver, ainsi que dans leur durée qui n'a pas été moins extraordinaire. La grippe s'est propagée avec la rapidité de l'air, elle a sévi de préféférence sur les sujets qui par leur profession se sont trouvés les plus exposés à l'influence de cet état insolite de l'atmosphère. Il a été observé que des personnes qui s'étaient tenues à l'abri de l'air extérieur avaient ressenti néanmoins l'action normale de cet agent, soit dans l'arrière-bouche, soit dans les cavités nasales, dès aussitôt que ces parties se sont trouvées en contact immédiat avec lui; et cette action a été suivie incontinent de symptômes de la maladie régnante. L'invasion de la grippe a lieu sans prodrômes, néanmoins elle ne paraît point résulter d'une simple impression atmosphérique : il faut qu'on ait subi cette influence un certain laps de tems pour devenir apte à contracter la maladie. Cette prédisposition ou susceptibilité de l'économie dépendante de l'action successive de l'agent atmosphérique sur tout l'organisme, constitue la cause procatarctique. La même influence de l'air, agissant immédiatement sur les muqueuses des voies aériennes et digestives, détermine la forme de la maladie et en constitue par conséquent la cause prochaine ou continente. Ainsi je dirai, en me résumant, que la grippe est le produit de la double action des vents froids et pénétrans qui ont régné pendant l'hiver et partie du printems, dont l'une (générale), portant sur tout l'organisme, l'autre (locale), dirigée spécialement sur quelques points de l'économie.

NATURE. — SYMPTOMES. — ACCIDENS CONSÉCUTIFS. — RÉCRUDESCENCE. — PRONOSTIC.

La grippe ne peut pas être considérée comme maladie essentielle de nature catarrhale; elle offre les symptômes généraux qui appartiennent à ce genre d'affection. Mais la grippe diffère des maladies catharrales ordinaires, en ce qu'elle revêt le caractère épidémique; elle diffère enfin par la variété de sa marche, la diversité de ses symptômes, de ses accidens et de ses complications. Je vais la suivre sous ces divers points de vue.

Inutile de répéter que la maladie constitutionnelle consiste dans un état catarrhal ou d'irritation d'un ou plusieurs points de la muqueuse, qui tapisse les voies aériennes et les parois internes de l'œsophage et de l'estomac. Ordinairement plusieurs points de la membrane sont affectés en même tems. Cependant, chez quelques personnes, la grippe n'a été en quelque sorte qu'une *coryza* plus ou moins intense; mais assez souvent l'irritation part de là et attaque successivement la muqueuse laryngée, celle de la trachée artère, et s'étend le long des conduits bronchiques.

D'un autre côté, l'irritation épidémique affectant d'abord le pharynx, envahit successivement le palais et les gencives, le conduit de l'œsophage et les parois internes de l'estomac.

Cette coïncidence d'abord entre la muqueuse nasale et la laryngée, et puis entre la muqueuse pharyngienne et la muqueuse gastrique, ne constitue point une double affection; il n'y a là que nuances de la même maladie. Aussi a-t-on vu souvent dans le cours de l'épidémie les symptômes d'irritation gastrique coïncider avec les symptômes d'irritation bronchique; tantôt celle-ci a précédé la gastrite, tantôt cette dernière a dévancé la bronchite. Le plus souvent la grippe n'a été qu'une laryngo-bronchite plus ou moins intense; mais on a vu aussi la maladie régnante ne consister qu'en une pharyngo-gastrite.

Chacun des points affectés a ses symptômes propres et ses accidens consécutifs, variant toutefois selon l'étendue et le degré d'irritation, selon le tempérament et l'âge du sujet, et selon d'autres circonstances.

Ainsi la *coryza épidémique* s'annonce par le picotement ou la cuisson de la muqueuse nasale, ou par un prurit incommode; il y a souvent ardeur et douleur tensive des narines, se propageant quelquefois jusqu'aux sinus frontaux; enchifrènement ou gêne de l'inspiration par les cavités nasales; diminution ou perte de l'odorat; éternumens fréquens, quelquefois violens, suivis d'un écoulement par le nez d'une eau très limpide et très abondante d'abord, devenant ensuite chaque jour plus consistante, de couleur verdâtre et d'odeur d'œufs couvis, puis jaune, et enfin blanche, opaque et inodore.

Les accidens consécutifs de la coryza épidémique sont l'épistaxis par exhalation, chez les sujets jeunes et sanguins; la névralgie sus-orbitaire ou frontale, chez les personnes d'une susceptibilité nerveuse extrême, et enfin la dysosmie.

J'observerai ici que la douleur névralgique dont il s'agit se distingue de la céphalalgie turgescente qui survient dans le cours de la maladie régnante, en ce qu'elle est superficielle, saccadée et quelquefois périodique, et en ce que, partant de la racine du nez, cette douleur s'irradie jusqu'aux régions sus-orbitaires, temporales, et parfois au sinciput.

Ainsi que cela a été dit, l'affection catarrhale s'arrête rarement à la muqueuse nasale: le larynx et les bronches deviennent simultanément ou consécutivement le siége de l'irritation constitutionnelle.

La *laryngite épidémique* est caractérisée par les symtômes suivans : chaleur, ardeur et sécheresse de la partie; resserrement douloureux le long de la trachée artère; titillation ou picotement incommode dans le conduit; toux presque sans crachats et venant par quintes; enrouement et parfois altération de la voix; respiration sifflante et souvent gênée;

horripilations auxquelles succèdent des exacerbations fébriles en rapport avec le degré de l'irritation laryngée.

Quelques accidens ont eu lieu consécutivement à l'affection laryngée. Certains malades ont rendu du sang à la suite de fortes quintes de toux. Il est survenu chez quelques enfans des symptômes de croup bien prononcés. On a vu aussi lui succéder l'aphonie chronique.

La *bronchite épidémique* succède à la coryza ou à la laryngite. Je ne chercherai point à déterminer si cette irritation se constitue par irradiation ou par suite du contact immédiat de la partie avec l'air atmosphérique, je me bornerai à relater les symptômes qui la caractérisent.

Ardeur et pesanteur à la région sternale; resserremens et étouffemens spasmodiques; douleurs errantes dans le dos, aux membres et souvent dans la poitrine; frissons entre les épaules, parfois de tout le corps; sentiment de chaleur aux pieds et aux mains; toux plus ou moins fréquente, vive et quinteuse chez les personnes nerveuses, profonde et quelquefois ventrale, et amenant de gros crachats chez les sujets lymphatiques ou cachectiques; respiration plus ou moins gênée, d'abord avec sifflement, puis avec râle; crachats rares et séreux, ensuite plus abondans, visqueux, épais et d'un blanc sale; anxiété; insomnie ou sommeil interrompu par des rêves pénibles; soif la nuit; fièvre vive et presque continue chez les individus jeunes et bien constitués;

peu intense, à type rémittent, et simulant la périodicité chez les vieillards et les personnes débiles et nerveuses.

La *bronchite épidémique* a présenté les accidens consécutifs suivans :

Crachats sanguinolens; hémoptysie chez les sujets disposés à ce grave épiphénomène, dyspnée saccadée, quelquefois convulsive, ou constituant le catarrhe suffocant chez les vieillards et les personnes irritables; coqueluche chez l'enfant; avortement chez la femme délicate et d'une extrême susceptibilité organique.

L'*irritation pharyngienne* se distingue par un embarras plus ou moins douloureux de la gorge, par une déglutition difficile et par une rougeur s'étendant des piliers du voile du palais à cette voûte et aux gencives; il y a gonflement des amygdales; ptyalisme ou expuition de matières muqueuses épaisses et filantes. Le malade éprouve des mouvemens nauséeux, et des frissonnemens, principalement aux membres; la fièvre est peu vive; il y a pâleur et sécheresse de la peau; lassitude générale, pesanteur de tête et tendance à l'assoupissement.

J'ai observé à la suite de l'affection constitutionnelle du pharynx l'abcédation des tonsilles, des dépôts alvéolaires, une fois avec carie, et la névralgie odontalgique.

Gastrite épidémique. Tous les observateurs ont constaté l'existence de l'irritation de l'estomac et même de l'intestin dans la maladie régnante; seulement ils n'ont vu là qu'une complication de la grippe, tandis que cette irritation de la muqueuse en fait partie essentielle. Ceci est un fait démontré pour moi, et j'ajouterai que l'irritation dont il s'agit existe dans la pluralité des cas; mais ce qui est plus difficile, c'est de préciser la véritable source d'où cette irritation peut provenir. Est-elle consécutive à celle de la gorge (secondaire), ou bien est-elle le résultat de l'action de l'air atmosphérique sur la tunique muqueuse des voies digestives, par l'intermède des alimens (primitive)? Il y a des probabilités pour l'un et l'autre mode; mais le premier me paraît plus plausible, d'abord parce qu'il n'existe aujourd'hui aucun doute sur l'extension indéfinie de l'irritation sur les surfaces muqueuses, et ensuite en raison des connexions sympathiques qu'il y a entre le pharynx et les parois de l'estomac [1]. Mais je n'insisterai pas davantage sur cette question; je me bornerai à faire un exposé des symptômes qui se rattachent à la gastrite constitutionnelle. Douleur et parfois tension à l'épigastre; dégoût, principalement pour les substances animales; soif plus ou moins intense; sécheresse de la langue, enduit blanchâtre; bouche amère ou pâteuse; nausées; quelquefois vomissemens de matières glaireuses ou porracées; douleur profonde de la tête, vertiges et tintemens d'oreilles; face vultueuse, battemens des tempes, injection des conjonctives et autres

[1] Il y a aussi correspondance spéciale entre la membrane pituitaire, celle qui tapisse le larynx, et celle enfin qui revêt les canaux bronchiques. Elle est connue du vulgaire, qui la désigne, en disant: *le rhume du cerveau m'est tombé au gosier ou à la poitrine.*

symptômes de turgescence sanguine chez les sujets jeunes et pléthoriques; abattement général, lassitude des membres, douleurs articulaires; pouls presque normal, seulement concentré, mais souvent inégal et intermittent chez le vieillard; tranchées et quelquefois diarrhée; douleur aux lombes; urines peu abondantes et sédimenteuses; enfin pâleur de la face, refroidissement des membres, rêvasseries, délire, faiblesses et défaillances chez les vieillards épuisés et chez les sujets intempérans.

Epiphénomènes de la gastrite épidémique. Epitaxis, apoplexie chez les vieillards et les cacochymes; accident choréique chez l'enfant au-dessous de cinq ans; lumbago et rhumatisme articulaire; dévoiement colliquatif; lienterie et flux dysentérique; symptômes typhoïdes chez les sujets épuisés par l'âge ou des excès.

Tels sont les symptômes que m'a présentés la maladie régnante. Je les ai recueillis, avec la plus scrupuleuse attention; et puis je les ai rangés par séries dans le même ordre que chacun des siéges de la maladie est venu les offrir à mon observation. Toutefois, en cherchant à réunir les divers symptômes et épiphénomènes qui appartiennent ou se rattachent à chacun des points affectés, je n'ai pas prétendu établir leur persistance dans tous les cas et chez le même individu, car moi-même je n'ai pu former lesdites séries qu'en recueillant les symptômes sur un grand nombre de malades. Je reconnais au contraire que la grippe, quelle que soit sa forme (simple ou composée), ne peut offrir individuellement qu'une partie des symptômes qui lui sont assignés, et que pour les retrouver en groupes, il faut non seulement observer cette maladie en masse, mais encore sous des circonstances diverses.

Je me suis trouvé heureusement placé pour arriver à ce résultat. Le rayon dans lequel j'exerce la médecine est assez étendu ; il comprend principalement la vallée du Tech, qui s'étend depuis le pont de *Céret* jusqu'à *la Preste*. Le bas-fonds, 180 mètres environ au-dessus du niveau de la mer, est arrosé par les eaux du Tech, du *Riuferrer* et du *Mondony ;* les habitations les plus élevées sont à environ 1,300 mètres au-dessus dudit niveau. Il s'ensuit une grande variété de froid, de chaud, de sécheresse et d'humidité. Une partie de la classe ouvrière est occupée à l'exploitation de nos riches mines de fer, et à la fabrication de ce métal. Elle gagne beaucoup et dépense à proportion, se nourrit principalement de viande et boit du vin à satiété. Une autre partie cultive la terre ou fait la contrebande. Celle-ci habite les lieux les plus élevés de la contrée. Habitués à l'exercice, travailleurs et sobres, nos montagnards ont une bonne complexion et jouissent, en général, d'une santé florissante. Rarement en butte à la maladie, celle-ci prend, chez eux, une marche franche, régulière, et sa terminaison est prompte et ordinairement définitive. Ceux qui ont leur demeure au fond des ravins et dans les lieux bas et arrosés, sont en général mous, phlegmatiques et de faible constitution. Leur vie sédentaire et peu frugale les rend sujets aux affections graves et compliquées ; lesquelles affectent le plus souvent une marche lente, anomale, et leur solution est ordinairement incomplète.

Je puis donc dire que j'ai observé la grippe à la ville et à la campagne, chez le riche et chez l'indigent, chez l'ouvrier vorace et adonné à la boisson, et chez l'ouvrier agricole et tempérant ; que j'ai pu étudier, enfin, la maladie régnante sous l'influence de températures différentes, et d'autres circonstances capables de lui faire subir des modifications diverses.

Mais quelle que soit ma conviction à ce sujet, je désire que ce que je viens d'exposer concernant le siége et les symptômes de la grippe, soit vérifié par mes estimables confrères, et qu'ils fassent connaître, à leur tour, le résultat de leurs investigations, sur la manière dont se sera comportée l'épidémie régnante dans les lieux qu'ils habitent. Peut-être s'ensuivrait-il de leur travail collectif non seulement la confirmation de mes vues théorico-pratiques, mais encore de nouveau moyens d'éclairer mon jugement et de l'asseoir sur une base plus stable. Je reviens à mon sujet.

La grippe a coïncidé souvent avec d'autres maladies. Entée sur le catarrhe pulmonaire chronique si commun chez le vieillard, elle en a sensiblement exaspéré les symptômes. J'ai même vu des malades qui ont succombé à cette double affection.

La pneumonie et la pleurésie sont venues aussi se joindre à la maladie commune. Ordinairement leurs symptômes ont prédominé, et dès lors les symptômes de bronchite épidémique ont été en quelque sorte masqués. J'ai vu cette dernière faire des progrès, dominer à son tour et dépasser même l'inflammation pulmonaire.

J'ai observé des cas dans lesquels la gastrite constitutionnelle coïncidait avec la pleuro-pneumonie. Ces deux affections influant l'une sur l'autre, se sont aggravées au point qu'elles ont constitué, surtout chez les vieillards, cet état de complication que les auteurs ont désigné sous les noms de pneumonie-adynamique ou ataxique. Enfin, j'ai vu d'autres cas où la solution définitive de la fluxion pulmonaire n'a pas amené la chûte des symptômes d'irritation gastro-intestinale, lesquels ont pris, au contraire, un degré éminent de développement, et ont constitué quelquefois la véritable affection typhoïde.

C'est principalement dans les cas de lésion organique, soit des viscères thorachiques, soit des viscères formant l'appareil digestif, qu'on a pu remarquer l'influence fâcheuse de la maladie régnante. On concevra, sans doute, qu'en pareille occurrence, cette dernière a subi, à son tour, l'influence de l'affection préexistante.

Je voudrais pouvoir me livrer à des recherches concernant cette double ou triple influence, ces actions et réactions réciproques entre des lésions de nature différente. J'ai déjà recueilli des faits intéressans sur ce sujet; mais le tems, l'espace et les limites, enfin, d'un travail tout-à-fait de circonstance, ne me permettent pas d'aller plus loin.

La grippe varie sous le rapport de sa durée. Beaucoup d'individus, vivement affectés dès son début, ont été plus promptement guéris que d'autres, chez lesquels elle s'est montrée sous un aspect moins intense.

La maladie régnante a affecté, en général, chez les enfans et les jeunes personnes bien constituées, une marche franche, régulière, et s'est terminée d'une manière complète. On a remarqué, au contraire, que chez les vieillards, les sujets débiles ou mal constitués, elle a suivi une marche lente, irrégulière, et la guérison a été tardive et souvent inachevée.

Néamoins la grippe offre deux périodes distinctes; la période active ou d'irritation, et la période passive ou de solution. Dans la première, se trouvent compris l'invasion des symptômes et leur développement; dans la seconde, leur déclin, c'est-à-dire leur disparition successive[1].

En résumé, douleur, état de tension et de gonflement, frisson, pâleur et autres phénomènes de concentration vitale; réaction fébrile, chaleur générale, sécrétions anormales, détente générale, apyrexie, mouvement expansif, excrétions de matières élaborées, cuites, retour des fonctions à l'état normal.

Mais telles ne sont pas toujours la marche et l'issue de la maladie régnante. Souvent l'acuité a cédé en

[1] La grippe est simple, composée ou compliquée: simple ou uniforme quand elle n'occupe qu'un seul siége; composée ou multiforme, lorsqu'elle a deux ou plusieurs siéges; compliquée, si elle coincide avec quelque autre affection.

partie et même tout-à-fait, mais sans aucun signe apparent de solution ; et dès lors il en est résulté un état passif ou indéfini. D'autres fois la terminaison n'a pas été entière, et par conséquent la guérison est restée inachevée : les uns, se croyant en voie de guérison, ont discontinué leur traitement ou l'ont exécuté très irrégulièrement ; les autres, se regardant comme guéris ou à peuprès débarrassés, ont, non seulement renoncé à tout remède, mais ils se sont hâtés de vaquer à leurs occupations, ont fait des écarts de régime, se sont exposés enfin trop tôt aux influences de l'air extérieur. On a vu même des personnes qui ont lutté contre le mal, l'ayant cru peu redoutable. Aussi est-il arrivé de tout cela qu'il y a eu fréquemment de l'exaspération dans les symptômes de l'affection régnante. Il y a eu récrudescence et non rechûte [1]. L'état passif ou latent est redevenu actif et aigu. L'irritation bronchique s'est accrue au point qu'elle a irradié jusqu'au parenchyme pulmonaire, et a donné lieu à la pneumonie aiguë. Chez les enfans, cette exaspération de la bronchite épidémique a été parfois suivie de symptômes d'angine croupale

[1] La récrudescence consiste dans le retour d'une affection dont on n'était pas complètement guéri ; tandis que la rechûte est la reproduction de la même maladie, mais dont on était entièrement débarrassé. Cette distinction était nécessaire pour établir que la grippe n'attaque pas deux fois le même individu. Je citerai à l'appui un fait qui me paraît incontestable. La garnison actuellement à Fort-les-Bains ayant déjà subi l'influence épidémique à Perpignan n'a pas eu de malades, bien qu'elle ait été sous cette même influence audit fort à l'époque où la maladie sévissait d'une manière générale.

et de coqueluche. Elle a produit l'hémoptysie chez les personnes disposées à cet accident hémorragique. Ces recrudescences plus ou moins multipliées ont amené l'engouement passif des canaux bronchiques, l'infiltration séreuse et l'hydro-thorax par épanchement chez les vieillards et les cachectiques, et enfin le catarrhe suffocant.

Mais il est une remarque qui ne doit pas surtout passer inaperçue, c'est la dégénérescence de la grippe en phthysie pulmonaire ou laryngée, en hypertrophie du cœur ou des gros vaisseaux thorachiques, ou en d'autres affections graves [1]. J'ai observé que ces sortes de transformations ont eu lieu en général chez les personnes qui avaient des dispositions aux phlegmasies chroniques de poitrine. Ce n'a été que par suite de ces recrudescences réitérées et successives que l'état phlegmatique constitutionnel s'est établi d'une manière définitive et permanente.

[1] Il se passe peu de jours où je ne sois consulté pour des maladies chroniques survenues par suite de recrudescence de la grippe. En dernier lieu, trois jeunes filles, habitant des lieux froids et élevés, et jouissant jadis d'une santé florissante, m'ont offert les symptômes d'hypertrophie de l'appareil circulatoire; tels que palpitation du cœur, dyspnée, anxiété précordiale, lividité des lèvres, irrégularité du pouls, etc. Il résulte enfin de mon observation, que dans les localites élevées, nues et battues par les vents, la grippe y a affecté en général une marche aiguë et régulière, et qu'elle a déterminé des lésions aux voies circulatoires, hémorragies, hypertrophies, etc.; tandis que dans les stations basses, la maladie constitutionnelle a suivi une marche lente, irrégulière, et a dégénéré en altérations du tissu muqueux et du parenchyme pulmonaire, telles que pneumonies consomptives, catarrhes hectiques, etc.

Il me serait facile de m'étendre davantage touchant les diverses dégénérescences de la maladie régnante, en la suivant dans chacun des points où elle établit son siége. Je dirai seulement que la gastrite épidémique m'a fourni plusieurs exemples marquans des modifications ou transformations qu'elle peut subir. C'est en cessant et revenant alternativement qu'elle a fini par se constituer dans l'état chronique. C'est enfin par suite d'excès d'intempérance que cette irritation mal éteinte a pris subitement de l'acuité et a revêtu successivement les caractères adynamique et ataxique.

Ce qui vient d'être exposé me dispenserait sans doute d'insister désormais sur la gravité du pronostic concernant la maladie régnante; mais je crois qu'il devient d'autant plus essentiel de la bien établir cette gravité, que c'est en quelque sorte pour l'avoir méconnue qu'on a à déplorer aujourd'hui des maux qu'il était facile de prévenir. Ainsi je dirai avec le sentiment d'une conviction profonde que la grippe n'est point, ainsi qu'on n'a cessé de le répéter, une maladie légère de sa nature, se terminant toujours heureusement, excepté dans les cas de complication ou de coïncidence avec d'autres affections, mais plutôt une maladie sérieuse, souvent grave, en général dangereuse, puisqu'elle peut entraîner des accidens de toute espèce, et que seule, elle peut enfin causer la mort.

THÉRAPEUTIQUE.

Un traitement est rationnel lorsque les indications sont établies d'après la connaissance des causes, de la nature et du siége des maladies; partant de ce principe, la grippe présente deux sortes d'indications, les unes générales et les autres spéciales.

Parmi les indications générales, la première qui se présente dans la thérapeutique de l'affection régnante, est celle d'éloigner les causes qui peuvent l'avoir produite, ou de chercher au moins à atténuer leur influence. Or ce double résultat peut être obtenu en se garantissant de l'action médiate ou immédiate de l'air extérieur, soit par le séjour au lit ou dans un appartement bien clos, soit en faisant usage de la flanelle sur la peau, soit enfin en se tenant vêtu chaudement.

Une seconde indication générale est celle de combattre les symptômes communs d'irritation. Les moyens sont la diète et les délayans, tels que boissons mucilagineuses, lavemens émolliens, bains généraux et locaux, émissions sanguines, etc.

On remplit les indications spéciales en attaquant directement l'irritation dans les divers siéges.

Ainsi, vapeurs émollientes, humées ou introduites dans les cavités nasales au moyen d'un entonnoir, bains locaux et contre la coryza, etc.

Gargarismes adoucissans, boissons gommées et édulcorées chaudes, cataplasmes émolliens autour du cou, sangsues appliquées sur la partie, dans la pharyngite et la laryngite.

Fréquent usage de pectoraux, soit en potions, soit en tisanes, soit en pâtes; large cataplasmes de farine de lin sur la poitrine; sangsues, etc., contre la bronchite.

Enfin, boissons adoucissantes, lavemens et cataplasmes émolliens; sangsues à l'épigastre dans la gastrite.

Aussitôt que la chûte des symptômes d'acuité montre qu'il ne s'agit plus que d'un état passif, on permet l'usage du bouillon, de la crême de riz et de potages au maigre. On passe à celui des béchiques amers et aromatiques, tels que le lierre terrestre, le polygala, le lichen, etc. On cherche à établir un mouvement vers la périphérie au moyen de quelques stimulans diffusibles, comme potions éthérées, infusions d'hysope, de thym et autres labiées, avec addition de rhum, etc.; et on a recours, au besoin, à quelque révulsif léger de la peau, tels que frictions faites avec des flanelles pénétrées de vapeurs aromatiques, topiques sinapisés, etc.

Mais il est des cas dans lesquels la toux se prolonge pendant un laps de tems plus ou moins long et devient fatigante pour les malades. Si elle est violente, quinteuse et sèche, on lui oppose les sédatifs, la thridace et la morphine, alliés aux pectoraux. S'il y a expectoration abondante de mucosités à l'état de crudité et embarras bronchique, on se hâte de recourir à des moyens plus actifs, tels que eaux thermales sulfureuses, potions avec scille, kermès, rubéfians, etc.

Quelquefois l'engouement des conduits aériens, par des mucosités opaques et gluantes, fait craindre l'asphyxie. Ici le double emploi des révulsifs internes et externes devient nécessaire. J'ai retiré les meilleurs effets de larges vésicatoires appliqués sur le thorax, et que cette fois on fait suppurer; et du kermès à haute dose et continué plusieurs jours; le révulsif de l'intestin m'a paru surtout d'un avantage spécial chez les vieillards et les sujets lymphatiques ou cachectiques. J'ajouterai qu'en pareille occurrence, les révulsifs de la peau s'allient très bien avec ceux du tube digestif.

La gastrite épidémique a aussi son état passif, s'annonçant par l'amertume de la bouche sans soif, par un sentiment de plénitude de l'estomac, etc.; dans cette circonstance, l'administration d'un purgatif, l'huile de ricin et le sirop de rhubarbe, par exemple, a presque toujours diminué l'embarras gastrique, et a amené souvent le retour des fonctions digestives à leur type naturel.

Les accidens consécutifs à la grippe, présentent aussi leurs indications.

Ainsi les symptômes de polyæmie, tels que rougeur de la face, yeux brillans, pesanteur de tête, vertiges, injection des conjonctives, etc., se manifestant dès l'invasion de la maladie régnante, ont nécessité le recours aux émissions sanguines générales.

La dyspnée spasmodique, l'accident choréique, l'insomnie, la névralgie faciale et autres troubles nerveux survenus dans l'acuité de la maladie épidémique ont réclamé l'emploi des sédatifs. Le sirop de morphine, cette substance en potion, et l'extrait de belladone en frictions ont justifié de leur spécialité contre l'affection nerveuse.

Il est difficile de suivre les indications de la grippe dans ses diverses complications. Dans ces cas il peut y en avoir d'opposées ou contradictoires, dont l'une devient alors contre-indication. La pneumonie, par exemple, coïncidant avec le stade d'acuité de la maladie épidémique, indique la saignée générale chez les sujets jeunes et vigoureux, tandis qu'elle est contre indiquée chez les individus phlegmatiques et anémiques.

La grippe exclut en quelque sorte l'émission sanguine lors de complication de fluxion de poitrine, chez les vieillards; et alors même qu'on est forcé d'y recourir, il faut en prévenir l'effet exténuant par l'administration simultanée des toniques et l'usage d'une alimentation analeptique.

D'un autre côté, la fièvre intermittente compliquant la grippe, contre indique jusqu'à un certain point l'usage des débilitans, tandis que celle-ci, à son tour, écarte la prescription anti-périodique, à moins que ce ne soit par la voie iatraleptique.

Vient ensuite l'indication préservative ou prophylactique. Ce qui a été dit à propos de la terminaison et des récrudescences de la maladie régnante prouve la nécessité de poursuivre encore activement son traitement, alors même que les malades semblent entrer en convalescence; cette indication si importante, puisqu'elle tend à prévenir les suites les plus fâcheuses, peut être remplie au moyen d'un régime doux et analeptique, en s'abstenant de toute boisson froide, en ayant soin de se tenir chaudement, et surtout à l'abri des influences de l'air atmosphérique, en évitant les excès d'intempérance, en persistant dans l'usage des pectoraux, surtout de lait de vache ou d'ânesse, et enfin en prenant la précaution de tenir en activité un ou plusieurs exutoires.

Le tempérament, l'âge et le sexe peuvent apporter des modifications dans le traitement de la grippe. C'est ainsi, par exemple, que le précepte de la diète n'est point applicable aux vieillards qui ne peuvent supporter le jeûne prolongé, alors même que l'organisme est en butte aux troubles fonctionnels les plus marqués; que les évacuations sanguines, si avantageuses chez les individus jeunes et polyæmiques, deviennent inutiles et même nuisibles chez les sujets débiles ou anémiques; que les femmes disposées aux accidens nerveux ne peuvent supporter aucune médication tant soit peu active si on n'a soin d'en atténuer l'effet au moyen de quelque anodin; que le très jeune enfant et l'adolescent bien constitué réclament une sage expectation, la grippe ayant chez eux une marche franche, régulière, et se terminant le plus souvent d'elle même ; tandis qu'on ne saurait agir trop activement lorsqu'on a à faire à des vieillards, à des cacochymes, à des sujets qui se livrent à des travaux fatigans et à ceux adonnés à la boisson, chez lesquels la maladie régnante peut prendre rapidement un caractère très alarmant.

Voilà ce que j'avais à exposer concernant la maladie constitutionnelle. J'ai eu moins pour but d'apporter plus d'exactitude et de précision dans son histoire, que d'indiquer les moyens de la compléter. Mais, ainsi que cela a été déjà annoncé, on ne peut guère espérer d'arriver à ce résultat, tant que les recherches ne se feront pas en commun et par le concours d'un certain nombre d'observateurs zélés, exerçant dans des localités différentes et sous des températures variées. Si les médecins qui s'intéressent à ce genre d'investigations, et qui désireraient contribuer à faire disparaître les difficultés que présente encore la grippe, veulent s'adresser à moi, je me ferai un devoir et un plaisir de mettre à leur disposition tous les renseignemens qui me seront parvenus sur cet objet important, et de me livrer avec eux aux diverses recherches qu'ils jugeront utiles pour remplir cette lacune.

DESCRIPTION

d'une Affection Fébrile,

RÉPUTÉE ÉPIDÉMIQUE,

QUI A RÉGNÉ A FORT-LES-BAINS, DE 1822 JUSQU'EN 1836, SUIVIE DE QUELQUES VUES GÉNÉRALES SUR DIVERS POINTS D'HYGIÈNE PUBLIQUE ET MILITAIRE.

(Ce travail a été lu à la *Société Philomathique de Perpignan*, dans la séance du 10 janvier 1838.)

L'invasion de la fièvre dont je vais tracer l'histoire eut lieu à Fort-les-Bains dans le mois de juillet 1822. Elle s'est renouvelée tous les étés vers la même époque, jusqu'à l'année 1836. La moyenne de sa durée a été d'environ quatre mois; le nombre des malades n'a pas été moindre des deux cinquièmes de la garnison, mais n'a jamais dépassé la moitié de celle-ci.

Cette fièvre, par cela seul qu'elle affectait la garnison en masse, fut considérée comme épidémique. Les embarras qu'elle faisait éprouver au service de la place, appelèrent l'attention de l'autorité militaire, qui, voulant s'enquérir des circonstances qui pouvaient l'éclairer sur la nature et les causes de la maladie régnante, me chargea spécialement de l'étudier dans sa marche, et d'en faire le sujet d'un rapport détaillé.

Je donnai des renseignemens; mais je m'arrêtai au diagnostic de la fièvre, ne pouvant rien affirmer sur les causes qui l'avaient produite.

L'année suivante, la garnison fut de nouveau envahie; le mal parut prendre plus de développement. L'autorité en fut alarmée; elle consulta tous les médecins qui, soit au fort, soit aux hôpitaux, avaient pu recueillir des documens propres à apporter quelques lumières sur l'étiologie et le caractère de cette affection. On émit diverses opinions sur ce sujet. — Certains la firent dépendre d'une influence locale, d'autres d'une modification générale de l'atmosphère.

Je ne pouvais partager des opinions qui ne reposaient sur aucun fait matériel. — Ces opinions ayant prévalu, le fort fut considéré comme renfermant le germe de la fièvre régnante, enfin comme une résidence nuisible à la santé de la garnison.

Les conséquences de cette manière de voir, étaient l'émigration ou bien la séquestration du fort. On s'arrêta à la première; on fit sortir le détachement, et on le logea dans un village voisin; on laissa au fort quelques hommes de garde, qu'on faisait relever tous les cinq jours.

Mais ensuite un grand nombre de faits recueillis, tant dans la localité même que dans les hôpitaux où avaient été transférés les fiévreux, vinrent confirmer les assertions que je m'étais abstenu de communiquer, savoir : que la fièvre qui sévissait contre la garnison de Fort-les-Bains ne différait nullement de celles qu'on connaît sous le nom de fièvres intermittentes sporadiques, et qu'on voit régner dans les pays les plus sains; qu'ainsi l'affection fébrile dudit lieu ne devait point son origine à une cause atmosphérique, ni à aucune influence locale, mais qu'elle était due uniquement à un refroidissement produit par simple translation corporelle, c'est-à-dire par le passage brusque d'une température élevée à une température basse; enfin que la cause de cette fièvre, rentrant dans la diététique, et par conséquent se trouvant sous son domaine, était une de celles dont il est facile de se prémunir ou dont il est aisé de prévenir les effets. Dès lors je me prononçai et sur l'étiologie et sur la thérapeutique de ladite fièvre, et les idées d'émigration et de séquestration furent abandonnées.

Mais ne voulant laisser subsister aucun doute sur les faits que je venais d'avancer, je me livrai à de nouvelles recherches médico-topographiques touchant la maladie régnante. C'était de 1830 à 1836.

Il est vrai qu'à cette époque j'étais soutenu et secondé par une administration éclairée et bienveillante [1]; je pourrais signaler à l'attention publique les lettres d'un officier-général sur le caractère et les causes de la fièvre dont il s'agit, lettres que ne désavoueraient point les gens de l'art les plus expérimentés. Hélas! pouvais-je prévoir qu'après un si heureux concours; qu'après avoir recueilli le fruit de mes investigations, de toutes mes recherches; qu'après, dis-je, avoir obtenu un succès équivalant à une découverte, l'annihilation d'une maladie qui sévissait depuis quatorze ans, par le seul emploi des moyens préventifs, je recevrais, pour prix de tant de soins et de perquisitions, ma révocation de médecin de Fort-les-Bains? Certes, si les auteurs de cette destitution brutale ont eu pour but de restreindre mes faibles moyens d'existence, d'ajouter à l'affligeante position de ma nombreuse famille, d'enlever enfin le pain à mes enfans, qu'ils se félicitent, qu'ils jouissent de leur triomphe; mais s'ils ont cru me déconsidérer auprès de mes concitoyens, me décourager, m'abattre, qu'ils se détrompent, car l'opinion publique en France n'abandonne jamais le citoyen opprimé, et mon âme a grandi depuis que j'ai dû résigner les fonctions que j'exerçais depuis l'année 1819 [2].

[1] Parmi les hommes appartenant à l'administration militaire avec lesquels j'ai eu occasion de correspondre en ma qualité de médecin chargé du service de santé de Fort-les-Bains, je me plais à citer MM. le maréchal de camp, baron St.-Joseph, Sirodot et St.-Martin sous-intendans militaires.

[2] Ma révocation a eu lieu par décision ministérielle, demandée et obtenue par M. le comte de Castellane et M. de St.-Charles faisant

Mais à Dieu ne plaise que je cherche dans cet acte une raison pour ne point accomplir le devoir que je m'étais imposé, celui de colliger tous les faits et documens que m'a présentés la maladie régnante depuis son début jusqu'à sa disparition et de leur donner une entière publicité.

Toutefois, mon intention n'est pas de donner à la description de cette maladie une grande extension. En conséquence, je tâcherai d'être bref en ce qui concerne sa nature, son diagnostic et son type; mais je ne pourrai m'empêcher de m'étendre un peu plus relativement à ses causes, à son caractère et à l'application qu'on peut faire des moyens préventifs.

Ainsi qu'on l'a observé dans toutes les affections fébriles périodiques qui attaquent un assez grand nombre d'individus dans un court espace de tems, la fièvre intermittente du fort ne s'est pas comportée de la même manière chez les divers militaires qui en ont été pris. Elle a présenté des variétés, tant sous le rapport de sa marche que sous celui de l'intensité

fonctions d'intendant militaire. J'énonce seulement le fait; je ferai connaître plus tard, par un mémoire particulier, les circonstances qui ont précédé et accompagné ma destitution d'autant plus inouïe, que je n'avais jamais eu des relations avec ces messieurs et que tout récemment le ministre de la guerre a récompensé un autre médecin pour un succès absolument semblable à celui que j'ai obtenu. On trouvera peut-être étrange que j'aie mêlé une récrimination purement personnelle à des questions scientifiques d'un intérêt général. Mais outre l'à-propos, j'ajouterai que ma réclamation à laquelle je voulais donner de la publicité a été repoussée par les rédacteurs du *Journal du département des Pyrénées-Orientales* et du journal *Le Siècle*.

de ses symptômes. Cette fièvre n'en a pas moins varié relativement au type. Le plus souvent elle a affecté la tierce; quelquefois elle a revêtu les types quotidiens ou double tierce; on l'a vue rarement prendre celui des quartes.

Les complications de la fièvre dont il s'agit ont été la bronchite, la gastrite, l'accident diarrhéique, ainsi que la fluxion de poitrine; elle s'est adjoint quelquefois des signes d'irritation gastro-encéphalique.

Lors de ces complications ou de ces doubles affections, la fièvre paraissait prendre, tantôt le type rémittent, tantôt le type continu. Mais les modifications de forme étaient passagères, accidentelles, dues uniquement à la coïncidence de la réaction flegmatique avec les paroxismes fébriles. Aussi avait-on remarqué que l'affection intermittente reparaissait sous son type primordial, aussitôt que les symptômes d'inflammation de la muqueuse avaient été calmés [1].

[1] Ne trouverait-on pas dans ces complications donnant lieu à des simulations de type, l'explication des prétendues dégénérescences ou conversions de fièvres intermittentes en fièvres remittentes ou continentes, et *vice versâ*, la convergence ou le passage de ces dernières au type intermittent? des praticiens très instruits regardent ces sortes d'analogies de tendances et de conversions comme des faits irréfragables et incontestés. Ces idées sont consignées dans les meilleurs ouvrages de pyrétologie; et je ne sache point que les auteurs modernes aient voulu modifier leur opinion sur ce sujet. J'appelle l'attention des médecins sur ce point important de pratique, en attendant que je puisse revenir sur les idées qui me sont propres, ce que je me propose de faire par un deuxième article sur les fièvres intermittentes sporadiques qui ont régné en diverses époques dans la vallée du Tech.

Ainsi on peut dire que la fièvre du fort n'a point cessé de s'offrir sous un caractère de bénignité. Nerveuse de sa nature, cette affection fébrile n'a présenté aucun symptôme idiopathique grave, pouvant faire craindre la pyréxie cérébrale ou l'état pernicieux.

J'ajouterai ici que les symptômes nervoso encéphaliques qu'on a vus coïncider avec la maladie régnante, outre qu'ils étaient consécutifs à une vive irritation de la muqueuse gastrique, se sont offerts d'une manière exceptionnelle, et seulement chez les sujets qui s'étaient livrés à des excès.

Mais, va-t-on se demander, comment peut-il arriver qu'une maladie qui est regardée comme simple et bénigne de sa nature, qui s'est maintenue au même point dans ses réapparitions et périodes successives, et qui n'a jamais offert de complication d'une intensité grave, puisse entraîner quelque danger, puisse sévir contre une garnison?

Je répondrai d'abord que les maladies épidémiques exercent leurs ravages de deux modes bien différens:

1° En attaquant les habitans d'une contrée à l'improviste, concurremment, et en faisant coup sur coup de nombreuses victimes;

2° En sévissant lentement, çà et là et d'une manière consécutive; et puis sans revêtir les caractères épidémique et endémique, il suffit qu'une maladie ait affecté un certain nombre d'individus simultanément pour qu'elle fasse éprouver des embarras dans les divers services publics, pour qu'elle occasione du désordre, pour qu'elle devienne enfin une calamité. Eh bien ! la fièvre de Fort-les-Bains a offert à peu près les mêmes circonstances, elle s'est comportée de la même manière. En effet, cette fièvre n'a pas revêtu la forme épidémique ou constitutionnelle, mais elle n'en a pas moins affecté un grand nombre d'individus dans un espace de tems fort court ; cette fièvre a aussi dérangé le service de la place, elle y a apporté instantanément le trouble et la confusion ; enfin, soit par sa persistance ou sa durée, soit par ses récrudescences, elle a fini par exercer des ravages sur la garnison. On ne saurait trop le répéter : la fièvre dont il s'agit a été d'une innocuité reconnue dans ses primitives attaques, elle a cédé à la thérapeutique ordinairement en usage, mais au moment où l'on s'est cru en voie de guérison, qu'on s'est regardé comme débarrassé, c'est alors qu'on a été pris de rechûtes successives. Puis arrivait la saison des pluies, puis les récidives coïncidaient avec les frimas. Dès lors, la fièvre devenant de plus en plus opiniâtre, les méthodes de traitement les plus rationnelles venaient presque toujours échouer devant elle. Dès ce moment le moindre écart de régime, l'inopportunité dans l'emploi d'un remède, un rien, aggravait l'état du fiévreux ; dès ce moment aussi on voyait s'altérer la constitution individuelle, et le mal portant sympathiquement ses effets sur les organes amenait la mort du sujet.

Je passe à l'examen des causes et du caractère de la fièvre et à l'application des moyens curatifs ou préventifs qu'on peut lui opposer. Mais comme ces questions se lient à la diététique, je ferai précéder ces questions d'une notice médico-topographique du lieu ou rayon où règne la maladie.

Le Fort-les-Bains est situé sur le chaînon dépendant de la chaîne centrale des Pyrénées; lequel s'avance dans la vallée du Tech, du *sud* au *nord-est*, entre le village des Bains et la petite ville d'Arles.

L'élévation de cette colline est d'environ cent vingt mètres à partir de la chaussée, ou de trois cent quarante mètres au-dessus du niveau de la mer. A l'*est* et au bas du chaînon, se trouve placé le village des Bains, connu par ses belles sources thermales. Arles est situé à l'*ouest* du fort, à demi lieue environ. Deux petits chemins conduisent à cette place. Celui des Bains offre une pente très rapide, et il se trouve dans un encaissement profond et abrité. Exposé au soleil, la chaleur y est tellement excessive au milieu du jour, que dans les mois de juillet, août et septembre, elle a présenté jusqu'à trente-quatre degrés au thermomètre Réaumur. L'autre chemin va joindre la route d'Arles. C'est un sentier coupé par des ravins, dénudé et couvert d'aspérités, ce qui rend le trajet de la chaussée au fort, de ce côté là, extrêmement pénible lors des fortes chaleurs.

Le fort est ceint de montagnes fort élevées, à six cents mètres environ au-dessus de cette place; néanmoins son rayon atmosphérique est souvent balayé par les vents. En été et partie de l'automne, ceux qui soufflent le plus souvent sont les *nord-ouest* et *nord-est*, ils apportent de la fraîcheur et assainissent l'atmosphère; aussi l'air y est-il sec, pur et sain, même pendant les plus grandes chaleurs; le sol est exempt d'humidité. Bien que de nature schisteuse et calcaire, ce chaînon n'est pas dénudé; la surface méridionale présente un grand fonds de terre qu'on cultive avec succès; la végétation y est active et puissante; on y récolte du vin, de l'huile et des légumes d'excellente qualité. Deux tubercules d'une utilité différente en sont à la fois le produit. L'un alimente la classe pauvre, sustente la famille délaissée; l'autre, de son subtil parfum, flatte l'appétit incessant du parasite servile, ou stimule le goût blasé et presque éteint de l'homme opulent et sensuel.

Le penchant septentrional, escarpé et rocheux, offre un aspect moins riant; ce n'est qu'au pied de la montagne qu'ont pu s'arrêter de légères couches de terre, qui sont le résultat de la décomposition du schiste et du détritus végétal, entraînés et déposés par les eaux pluviales. Cette partie est cultivée et le reste du côteau se trouve boisé par les essences forestières les plus productives et les plus utiles de la vallée, le chêne et le châtaignier. Enfin, d'autres produits végétaux viennent orner et utiliser ces surfaces fécondes. Je veux parler des herbes et arbustes qui y croissent spontanément. Je ne les énumérerai qu'en partie, c'est-à-dire que je ne mentionnerai que les espèces dont la présence est un indice favorable à la salubrité de la localité. Voici les plus remarquables :

Diverses espèces de sauge : l'hyssope, la cupidone, le thym, la tanaisie, plusieurs valérianes et véroniques, le romarin, le redoul, les lavandes communes et stœchas, le pistachier sauvage, la santoline, le genevrier commun, divers cystes, la clématite, l'ancolie, le coris de Montpellier, plusieurs chèvre-feuilles, le garou commun et l'auréole, l'alisier, le buplèvre-arbrisseau, le houblon, le réséda sauvage, l'héliotrope d'Europe, le grenadier sauvage, diverses espèces de millepertuis, les scabieuses des bois, des champs, à fleurs blanches et mors-diable, plusieurs genêts, le meufflier major, à feuilles de paquerete, l'asarine, etc.; l'asclépiade dompte-venin, celui à fleurs noires, le grand et le petit houx, l'armoise, plusieurs immortelles, etc., etc.

Le rayon des Bains renferme un assez bon nombre d'autres végétaux, plus ou moins remarquables sous le rapport botanique; mais je n'ai désigné que ceux qui peuvent appeler l'attention du médecin observateur, sous le point de vue hygiénique. En effet, parmi les végétaux, il y en a qui exhalent des principes odoriférans qui, en se mêlant à l'air, le bonifient et en réparent les altérations. Il en est d'autres qui indiquent à peu près le degré d'élévation du lieu, sa température, la nature du climat; il y en a enfin qui marquant la sécheresse ou l'humidité du sol, font connaître à l'avance s'il est ou n'est pas propre à favoriser le développement des affections endémiques. Mais, que je me hâte de le dire, on chercherait vainement dans cette localité les plantes qui croissent dans les lieux bas et humides, ainsi que dans les terrains bas et marécageux. Aussi n'y retrouve-t-on point les causes auxquelles on attribue l'origine et le développement des maladies populaires ou endémiques. Point de terres bourbeuses, point d'eaux croupissantes, point de matières en voie de putréfaction. Les lieux d'aisance, suffisamment écartés du corps de logis, n'exhalent aucune mauvaise odeur. L'on veille au maintien de la propreté de l'intérieur de la place, ainsi qu'à celle de l'extérieur. La nourriture du soldat est saine, car elle se compose de viande de bœuf ou de mouton, de légumes de la saison, et d'une ration de vin.

L'eau dont la garnison fait journellement usage ne peut lui être nuisible, car elle est fraîche et pure, ne pèse point sur l'estomac et n'occasione jamais de coliques.

Quant aux vapeurs sulfureuses que répandent les eaux thermales des Bains, on peut affirmer qu'elles n'ont eu aucune influence sur l'origine de la maladie du fort. Leur innocuité est reconnue par les habitans de la commune même, dont la santé se maintient intacte, malgré qu'ils soient continuellement exposés à l'action de ces exhalaisons. Mais si l'observation et l'expérience ne suffisaient point pour convaincre les médecins qui ont émis une opinion contraire, je leur rappellerais l'assertion suivante, savoir : que les émanations subtiles qui imprègnent l'atmosphère dans laquelle elles se répandent sont disséminées, atténuées et portées au loin par les vents, et cette assertion milite d'autant plus en faveur de l'innocuité des matières gazeuses dont il s'agit, que raréfiées par le calorique qui se dégage des eaux, il est impossible qu'elles conservent la faculté d'agir anormalement sur la garnison qui est éloignée d'environ cent mètres du lieu où elles s'élèvent.

De cet exposé higiéno-topographique, on peut, ce me semble, conclure que la maladie du fort n'a pu devoir son origine à des causes locales telles qu'effluves, miasmes putrides, etc., et qu'elle n'a pu revêtir par conséquent le caractère endémique.

On peut, d'un autre côté, regarder comme constant qu'elle n'a pas non plus dérivé d'une cause générale atmosphérique, ni d'une modification instantanée de température, ou de toute autre vicissitude passagère de l'air, ce qui sépare complètement cette fièvre des épidémiques constitutionnelles, *epidemicæ*, et des intercurrentes ou de saison, *parvæ epidemicæ*.

Quelle a donc été la cause efficiente de la fièvre du fort? quel est enfin le caractère qu'elle a revêtu? Voici mon opinion sur ce sujet.

J'avais remarqué qu'on n'était pris de la maladie qu'après un séjour au fort de trois semaines environ; que son invasion coïncidait avec les chaleurs excessives, et que celles-ci devançaient toujours la fièvre de plusieurs jours. En même tems, j'avais observé que les hommes qui se livraient à des exercices au milieu du jour, étaient affectés les premiers; tandis que les personnes qui ne s'exposaient à aucune fatigue dans la journée, ainsi que les soldats consignés dans le fort, ne subissaient presque jamais l'influence morbide [1].

Mais ce qui avait particulièrement attiré mon attention, c'est l'état dans lequel se trouvaient les militaires en revenant de leurs excursions. Ils étaient animés, haletans, altérés et couverts de sueur. Les uns ayant été en corvée aux Bains ou à Arles, venaient de gravir la montagne, un fardeau sur le dos et par un soleil brûlant. D'autres revenaient de l'exercice, d'une ronde ou d'une mission du côté de la frontière: celui-ci était allé à la pêche ou à la chasse à l'insu de son chef, il avait précipité ses pas pour être présent à l'appel; celui-là, enfin, était sorti du fort avec permission, et se trouvant en retard avait été obligé de monter la côte en courant.

Les soldats rentraient donc de leurs excursions sinon fatigués, du moins dans un état d'excitation générale; ils passaient sous les voûtes qui conduisent au corps de logis, passage où la température est très basse dans les fortes chaleurs, comparativement à celle de l'intérieur de la place, et même ils prenaient plaisir à s'arrêter auxdits lieux, après avoir ôté leur col et souvent leur habit.

Je ne pouvais douter que la fièvre du fort ne fût

[1] Un fait digne de remarque est celui-ci: de 1822 à 1823 un grand nombre de soldats provenant des détachemens qui gardaient la frontière à cette époque, furent enfermés dans la salle des consignés. Eh bien! ces soldats, dont une partie s'est trouvée dans le fort, pendant le cours de la fièvre, qui n'avaient pour toute boisson que de l'eau de citerne et qui ont dû supporter les privations inséparables de la prison, n'ont pas eu un seul malade.

le résultat de ces sortes de transitions de température, ou plutôt de ces refroidissemens subits. — La cause de cette fièvre consistait donc dans la différence de température existant entre l'intérieur du fort et le dehors de cette place pendant les fortes chaleurs, différence dont la moyenne est de 11 degrés, thermomètre Réaumur [1].

Cette manière de voir me parut non seulement irréfragable, mais encore d'une explication facile. En effet, le corps, en passant subitement d'une température marquant 32 degrés dans une autre de 21, devait nécessairement éprouver une impression pro-

[1] Voici le tableau indiquant les observations thermométriques recueillies à Fort-les-Bains, de 1831 à 1837.

1831. Juillet, août, septembre; dix heures du matin et deux heures de l'après midi; au grand escalier, exposition *nord*, moyenne 20 degrés thermomètre Réaumur. Sous la voûte au haut de ce dernier, moyenne 22 degrés; au glacis, *sud-est*, soleil 29 degrés; au chemin des bains, moyenne 32 degrés.

1832. Juillet, septembre, octobre; une et deux heures de l'après midi, au grand escalier 19 degrés; sous la voûte 21 degrés; au chemin des bains 30 degrés.

1833. Juin, août, septembre; trois heures de l'après midi, au grand escalier, moyenne 20 degres; chemin des bains 28 degrés.

1834. Juillet, août; midi au grand escalier, moyenne 19 degrés, sous la voûte 21 degrés; glacis, *sud*, soleil, moyenne 30 degrés.

1835. Août, juillet, septembre; dix et onze heures, moyenne à l'escalier 10 degrés, glacis 21 degrés, chemin des bains 22 degrés.

1836. Mai, septembre, octobre; midi, moyenne à l'escalier, 19 degrés, glacis 21 degrés, chemin des bains 24 degrés.

1837. Juillet, août; dix heures du matin, deux heures de l'après midi, moyenne à l'escalier 18 degrés, sous la voûte 22 degrés, chemin des bains, soleil 33 degrés, glacis *sud-est* 29 degrés.

fonde et propre à amener un état anormal. Je ne dirai pas, avec certains auteurs, que c'est en intervertissant les fonctions de la peau, c'est-à-dire, en répercutant la matière de la transpiration que l'action du froid sur l'économie devient cause de maladie, ce qui serait irrationnel, car la suspension ou suppression d'une excrétion procède de la lésion de l'organe excréteur. Mais voici comment je me rendais compte de l'action du froid, en pareille occurrence.

Dans l'état de sur-excitation où se trouve le corps lorsqu'il quitte une température élevée, après un exercice plus ou moins actif, les surfaces muqueuses internes et externes, sont les parties les plus exposées aux impressious frigorifiques à raison de leur contact avec les corps ambians. Le froid porte alors son action simultanément sur la peau et sur la muqueuse gastro-pulmonaire ; cette action modifie les extrémités nerveuses et détermine une condition anormale dont le résultat est l'affection intermittente, ou frappe le réseau vasculaire et les cryptes et produit l'état d'irritation de ces parties. Dans cette hypothèse, le froid occasionerait deux essences morbides différentes selon le tissu sur lequel il aurait porté son action, la flegmasie et la lésion nerveuse, la continuité et l'intermittence [1]. Enfin, cette action peut engendrer

[1] L'on ne saurait trop appeler l'attention de l'homme de l'art sur une question que je regarde comme de la plus haute importance dans la pratique, je veux parler de l'intermittence de périodicité dans les maladies. Faut-il croire avec certains auteurs que toutes les affections sont susceptibles de prendre le type intermittent et admettre par con-

l'une ou l'autre des deux lésions, ou toutes les deux à la fois, suivant les conditions où se trouve le sujet. Ces conditions ou causes prédisposantes sont les suivantes : le tempérament sanguin, les excitans généraux de l'économie, passions vives, etc., les stimulans directs de la muqueuse gastro-pulmonaire, pour la première ; — la constitution nerveuse, les énervans généraux et locaux, tels que des affections tristes de l'ame, des exercices fatigans, des alimens de mauvaise qualité, des excès vénériens etc., pour la seconde. — J'ajouterai que le froid agit en pareil cas comme cause déterminante et comme cause prédisposante, car outre que son action n'a été de nul effet sur les trois cinquièmes de la garnison, ce n'est qu'après des impressions successives qu'il a déterminé l'état morbide.

Voilà quelle est mon opinion sur l'action du froid comme cause de la fièvre intermittente, simple ou compliquée, d'angine, de bronchite, de gastrite, etc.; je ne présente point cette opinion comme un fait accompli, mais seulement comme se rapprochant le plus de la vérité et comme étant le plus en rapport avec les nouvelles connaissances médicales.

De cette manière de voir, il ressort cette consé-

séquent les observations d'hystérie, d'hépatite, de bronchite et de péritonite intermittente? ou bien faut-il avec d'autres écrivains regarder ce type comme appartenant essentiellement à la lésion nerveuse, et dès lors ne voir dans les cas de phlegmasie intermittente précités, que de simples complications? il est fâcheux que les auteurs n'aient point cherché à fixer définitivement les praticiens sur ce point important de doctrine. Ils leur auraient épargné bien des mécomptes.

quence : Que la fièvre du fort a revêtu le caractère sporadique. En effet, le caractère d'une maladie dérive des causes qui lui ont donné naissance, et la fièvre dont il s'agit, n'a dû son origine qu'à des infractions aux lois hygiéniques.

Quant aux circonstances qu'a présentées cette fièvre de se renouveler tous les étés, et d'affecter un grand nombre de sujets dans un très court espace de tems, comme elles tiennent uniquement aux conditions hygiéniques dans lesquelles s'est trouvée la garnison, elles ne sauraient séparer ladite fièvre de celles qui se montrent en tout tems et en tout lieu et qui n'attaquent que peu de monde à la fois. Enfin ces circonstances bien loin de militer contre ma manière de voir, font sentir au contraire le besoin de recourir à de nouvelles lumières pour éclaircir diverses questions d'hygiène publique. Voici les vues que l'observation m'a suggérées sur ce sujet.

Toutes les fièvres intermittentes reconnaissent pour cause déterminante des impressions froides pendant que le corps se trouve réchauffé. Toutes ces fièvres peuvent être plus ou moins modifiées selon les conditions hygiéniques dans lesquelles se trouvent les sujets qui en sont atteints. J'ai vu les fièvres intermittentes qui règnent sur les bords du *Danube* et du *Dnieper*, celles de la basse *Catalogne* et des rives de l'*Escaut*. Chez tous les sujets atteints, la fièvre a paru être le résultat d'un refroidissement subit. En effet, les uns m'ont rapporté avoir été pris de la fièvre peu de tems après avoir bu de l'eau froide, se trouvant fatigués ; les autres m'ont assuré avoir éprouvé le même accident peu après s'être exposés à un courant d'air frais, le corps étant en sueur. Certains, enfin, ont été atteints pour avoir mis les pieds dans l'eau froide en sortant d'un lieu chaud.

Ces fièvres m'ont présenté des symptômes en général d'une intensité plus grave, que les fièvres intermittentes qui règnent sporadiquement dans notre vallée ; mais cette différence de forme m'a paru tenir à des conditions hygiéniques, telles qu'un mauvais régime, des travaux rudes, etc.

Enfin, j'ai eu occasion d'observer dans lesdits lieux bas, humides et marécageux de nombreux cas d'intermittence typhoïde ; mais d'un autre côté, j'ai vu des complications analogues chez les fiévreux des pays montagneux et à l'abri de toute influence miasmatique.

J'ajouterai encore un fait ; celui d'une fièvre intermittente légère qui régnait depuis environ trois ans à Figuères, en Espagne et aux villages qui avoisinent cette ville ; cette fièvre s'accompagna de symptômes nerveux d'une grave intensité, aussitôt que ce rayon se trouva occupé par une armée de vingt mille hommes. Or, si l'on ajoute à cela que les intermittentes des hôpitaux militaires revêtent le caractère insidieux, toutes les fois qu'il y a encombrement, désordre ou disette, il en découlera cette conséquence que les exhalaisons ou effluves putrides, ainsi que les modifications qui peuvent être apportées dans les proportions des principes constituans de l'air atmosphérique, ne sont point des causes déterminantes ou productives de la fièvre intermittente, mais seulement des causes conditionnelles ou aggravantes de cette maladie. Essayons de faire l'application de ces mêmes vues théorico-pratiques aux affections continues générales et auxquelles on assigne les caractères épidémique, endémique, ou contagieux. Mais pour cela, il est nécessaire de revenir aux deux lésions primitives, celle du reseau vasculaire et celle de la ramification nerveuse.

Ainsi j'établirai en principe que ces deux lésions peuvent s'étendre l'une à la branche, au plexus, au ganglion et aux deux centres nerveux; l'autre aux tissus fibreux et séreux, au parenchyme et sur divers organes à la fois, selon les conditions hygiéniques dans lesquelles se trouve l'individu et selon le degré d'énergie de l'agent morbide. Chacun de ces siéges maladifs amène des symptômes particuliers. A la lésion de la branche et du plexus nerveux se rattachent le spasme gastro-thorachique, une soif inextinguible, une concentration prolongée des forces vitales et autres anomalies, telles qu'une débilité profonde après le premier accès, des douleurs gravatives de la nuque, des régions orbitaires, etc...., l'algide, l'anxiété précordiale, l'asphyxie, les crampes, la contracture musculaire ou l'accident tétanique, la paralysie complète ou partielle, le désordre cérébral et autres troubles fonctionnels, dérivant de la lésion du tronc ou centre nerveux.

D'un autre côté, le développement successif de l'état phlegmasique entraîne des symptômes non moins graves, tels que pétéchies, sugillations, effusions et épanchemens sanguins, cyanose, déjections bilieuses, blanches et putrides, ictère, engorgemens glanduleux, sphacèle, etc...

Ces deux états morbides peuvent exister isolément, ou bien ils peuvent coïncider. Dans ce cas ils prédominent l'un l'autre, s'aggravent mutuellement. De là, cette foule de variations de type et de forme, ces diverses dénominations de la même affection fébrile en algide ictérique, dyssentérique, soporeuse, apoplectique, épileptique, dyspnéique, etc., etc, selon la prédominance de tel ou tel symptôme. De là, les épithètes de la fièvre jaune, de fièvre typhoïde, de choléra-morbus, de suète, de fièvre adeno-nerveuse ou peste, lorsqu'il y a continuité. De là, enfin, les noms de fièvre putride, adynamique et ataxique pour exprimer les états humoral, anomal et de prostration des forces vitales.

Ce qui vient d'être dit n'a pas besoin de commentaire, et chacun pourra au besoin en apprécier la valeur et les conséquences, pour qu'il soit nécessaire de se livrer à un examen sérieux sur ce sujet. Je veux seulement consigner ici ce fait : que la fièvre jaune, la peste et le choléra ne sont que des formes diverses d'une gastro-entérite nerveuse, double affection qu'on a désignée jusqu'ici sous le nom de fièvre typhoïde, lesquelles formes dépendent de la disposition générale du sujet, plutôt que de la nature de la maladie.

Cette opinion, que partagent déjà un assez grand

nombre de médecins célèbres, s'appuie sur des faits pratiques incontestables.

L'on sait qu'un grand nombre de cholériques ont succombé sans offrir la cyanose; d'autres sans présenter de déjections blanches, etc.; qu'une fièvre intermittente, compliquée de gastro-entérite, peut offrir tous les symptômes de choléra; et qu'en tout tems et en tout lieu, on a observé des maladies avec symptômes de ce fléau et déterminant la mort avec autant de rapidité.

Le digne et respectable M. Dégénettes avait observé que la peste se montrait sous un caractère bénigne sur presque la moitié des sujets, et que les deux tiers des pestiférés ne présentaient ni bubons ni anthrax. L'on sait enfin que l'accident ictérique manque très souvent chez les sujets atteints de fièvre jaune. Je citerai des faits qui me sont propres sur ces modifications de forme de la même maladie, faits d'autant plus véridiques qu'ils ont été recueillis en divers lieux et sous les yeux d'un grand nombre de mes confrères d'armée. Parmi eux, j'en appellerai d'abord au souvenir de ceux qui étaient attachés aux hôpitaux militaires de Torgau, pendant le long siége de cette ville. Je leur demanderai s'il n'est point vrai que l'affection typhoïde y exerça les plus grands ravages [1] et qu'elle s'y montra sous toutes les formes et

[1] Torgau est l'une des villes de l'Allemagne où nous avons perdu le plus de monde par suite de maladies. Le nombre des morts s'est élevé à environ quatorze mille; il est vrai que par suite de la retraite de nos troupes, presque tous les malades des hôpitaux du royaume de Saxe avaient été transférés dans ladite place.

complications, principalement sous celles qui semblent spécifier les trois fléaux prétendus exotiques; je leur demanderai s'ils n'observaient pas journellement l'ictère jaune, la pustule gangreneuse et l'engorgement glandulaire, l'algide et la cyanose, les déjections putrides, séreuses et le sphacèle? je leur demanderai encore, s'il n'est pas vrai qu'à cette époque on regardait, comme cause efficiente de cette maladie, l'action incessante d'un air froid et humide à laquelle se trouvaient exposés les militaires, le jour comme la nuit, et comme causes prédisposantes ou aggravantes, des fatigues excessives, la disette et le manque de sommeil, les passions tristes de l'ame et autres énervans de l'économie? s'il n'est pas vrai, enfin, que la même maladie sévit à peine, c'est-à-dire d'une manière légère, sur les habitans de la ville et les employés des diverses administrations, par cela seul qu'ils se trouvaient dans des conditions hygiéniques différentes de celles où étaient les militaires? Non seulement je ne m'attends à aucun démenti, sur ces faits, de la part de mes collègues, mais je suis persuadé, qu'au besoin ils viendraient les corroborer par d'autres faits identiques aux miens, observés et recueillis ailleurs.

J'avais déjà observé à peu près les mêmes anomalies dans les symptômes de la fièvre typhoïde qui exerça des ravages dans les hôpitaux de Smolenk. Là je vis régner pendant les mois d'août et septembre 1812, une fièvre paroxistique cérébrale, s'accompagnant parfois d'une exsudation bilieuse qui teignait en jaune la chemise du patient; cette fièvre enlevait ordinairement les malades dans les quarante-huit heures. Chargé en chef du service médical, je pus suivre l'origine et le développement de la maladie protéiforme. Là, comme en d'autres lieux, je l'ai vue, vierge en quelque sorte et exempte d'accidens, paraître ensuite avec des complications qui en altéraient la forme régulière et la rendaient méconnaissable.

On trouverait quelque analogie entre la fièvre qui régnait à cette époque à Smolenk et celle qui a régné depuis à Barcelone, tant sous le rapport de leur nature que sous celui de leur caractère. Dans l'une comme dans l'autre ville, il n'a pas été observé, que des modifications générales de l'atmosphère aient précédé ni accompagné la maladie. Il n'y a pas eu de transitions passagères de température et la maladie fébrile n'a point franchi le cercle des localités dans lesquelles elle à sévi avec tant de violence. On n'a pas pu constater dans les hôpitaux qu'elle se soit communiquée d'un individu à un autre individu par contact immédiat. Chez les personnes malades, transportées hors de Barcelone, le mal prenait aussitôt un caractère de simplicité et se terminait sans laisser aucun vestige de contagion. Enfin malgré les nombreuses émigrations et les fréquens transports de marchandises qui eurent lieu pendant le cours de la maladie régnante, il n'y eut aucun cas hors de la ville.

D'autre part, nous avons vu le choléra éclater à *Collioure*, ville maritime à environ quatre lieues de Perpignan, y sévir avec quelque violence, puis cesser sans sortir de son petit cercle; c'était en 1835. Il a réapparu au même lieu, l'été dernier, mais il s'est montré d'une intensité moins grave. A la vérité ce fléau se manifestait en même tems dans différentes localités du département. *Perpignan* a eu quelques cas; puis il a paru dans plusieurs villages du littoral, et s'est étendu sur la ligne de la Tet jusqu'à *Prades*, et sur celle du Tech jusqu'à Palau.

Ainsi, on peut dire que dans ce département le choléra n'a point sévi d'une manière générale, puisqu'il a suffi qu'un village se soit trouvé situé à quelques mètres d'élévation au-dessus du niveau de la mer, ou des deux rivières le Tech et la Tet, pour être à l'abri de ses atteintes. Rien ne milite non plus en faveur d'une influence générale atmosphérique, rien ne prouve enfin que l'affection cholérique ait revêtu le caractère des grandes épidémies. Tout porte à croire au contraire que son invasion ainsi que son développement sur quelques points ont tenu à des conditions hygiéniques, dans lesquelles se sont trouvés les individus qui en ont été frappés; et que dans la supposition même que l'air aurait exercé quelque influence, c'eût été tout au plus d'une manière secondaire, passagère et tout-à-fait locale.

De plus on a pu se convaincre que le choléra n'est point transmissible, soit d'un individu à un autre par contact immédiat, soit d'une habitation à une autre, par l'intermédiaire de l'air; car nous n'avons eu aucun cas dans notre vallée [1] malgré l'affluence des émi-

[1] La vallée d'Arles sur Tech.

grans et la prédominance des vents, soufflant des lieux où régnait cette maladie.

On a vu au contraire la grippe s'étendre successivement sur toute la plaine et pénétrer jusqu'aux habitations les plus élevées du département. Son invasion a été si rapide et si générale que dans un espace de tems fort court, presque tous les habitans subirent, plus ou moins, son influence.

La grippe a été, à la vérité, bénigne de sa nature et s'est terminée en général heureusement; mais on ne peut se dissimuler aujourd'hui qu'elle n'ait produit beaucoup de mal consécutivement ou par ses recrudescences, et cela malheureusement pour avoir négligé les moyens curatifs et s'être écarté des simples règles de la diététique.

Je ne pousserai pas plus loin mes vues sur la nature, les causes et le caractère de plusieurs affections générales, dont les unes sont regardées comme épidémiques et les autres comme contagieuses. Je ne me suis point dissimulé les difficultés que je rencontrerai en cherchant à modifier des idées préconçues. C'est ce qui m'a engagé à joindre l'exemple au précepte, c'est-à-dire à n'admettre le principe que d'après le résultat des faits. Je ne sais si les observations et les faits que je viens de rapporter suffiront pour fonder les préceptes suivans:

La fièvre typhoïde, la fièvre jaune et la peste ne sont pas des maladies particulières ou essentielles, mais bien des gastro-entérites profondes, compliquées de signes de lésion nerveuse.

Le choléra n'est pas non plus une affection spéciale, mais plutôt une fièvre intermittente anomale avec complication de gastro-entérite intense.

Les diverses formes que peut affecter la gastro-entérite, dépendent des conditions hygiéniques dans lesquelles se trouve le sujet.

Quelle que soit sa forme, ictérique, algide, dyssentérique, etc., cette affection ne saurait être considérée comme exotique, ni par conséquent comme contagieuse.

Elle ne saurait non plus être classée parmi les épidémies, d'après le sens donné à ce mot; car il n'est point prouvé qu'elle ait été sous la dépendance spéciale d'une modification générale de l'atmosphère.

Cette maladie ne reconnaît pas pour cause efficiente un principe délétère, effluves, miasmes, etc., lesquels principes n'agissent au plus que comme causes énervantes ou prédisposantes.

Enfin, cette maladie, dans son état primitif, est simple, légère, et revêt le caractère sporadique, car lorsqu'elle attaque beaucoup de personnes simultanément, c'est par suite de circonstances indépendantes de sa nature.

Je reviens à la fièvre du fort.

La thérapeutique a été curative et préventive; l'une a été dirigée contre le mal, c'est le fébrifuge; l'autre contre la cause, c'est le moyen hygiénique. Ainsi, emploi du quinquina aussitôt qu'on a reconnu le type de la fièvre.

Dans le cas de complication de gastrite, bronchite, etc, on a débuté par les anti-phlogistiques, puis, aussitôt que les symptômes phlegmasiques ont été calmés et qu'il ne restait plus que la périodicité, on a donné le fébrifuge.

Lorsque l'inflammation locale n'a point cédé aux émolliens, on a attaqué l'intermittence par la méthode endermique.

On a prescrit l'usage de l'anti-périodique comme moyen préservatif.

Moyen préventif ou hygiénique. — Éviter les impressions froides pendant que le corps est en sueur; ne pas permettre que les hommes entrent dans le fort, au milieu du jour, après un exercice fatigant.

Retirer la garnison du fort, lors des fortes chaleurs, en y laissant quelques hommes de garde, est une mesure incomplète et offre des difficultés. De plus elle serait inapplicable en tems de guerre.

Consigner la garnison depuis sept heures du matin jusqu'à six heures du soir, était un moyen plus sûr. Il réunit l'avantage d'éviter le mal à celui de ne point déranger le service de la place.

Cette mesure sanitaire que je conseillais depuis quatre ans a été mise en exécution seulement cette année. Elle a été couronnée de succès [1], il y a eu deux fiévreux sur 80 hommes composant la garnison; et cinq

[1] On s'était borné à donner des avis et des conseils qui n'avaient pas été écoutés. Il fallait user de rigueur; l'ordre a été donné de consigner la garnison; M. Bourguignon chargé de l'exécution de cette mesure a rempli ce devoir avec un zèle et une insistance dignes d'éloges.

sur 13 personnes attachées à la place et non soumises à la susdite mesure.

Ce succès prouve qu'on ne cherche pas toujours en vain la cause des maladies générales dites épidémiques, ainsi qu'on ne cesse de le répéter. On ne saurait trop s'élever contre de tels préjugés qui ne peuvent qu'altérer la confiance du public, déjà fort oublieux des lois de l'hygiène, ébranler même des convictions médicales et décourager, en quelque sorte, les hommes qui s'occupent de la recherche des causes de ces sortes d'affections.

Quant à moi, bien persuadé qu'avec de la persistance les médecins parviendront un jour à découvrir les causes efficientes et conditionnelles des affections générales ou populaires, seul et unique moyen, d'ailleurs, de rendre les secours hygiéniques efficaces et par conséquent utiles à l'humanité; j'essaierai d'émettre quelques vues et sur le mode d'établir ces causes et sur celui de diriger l'emploi des moyens préventifs dans ces sortes de cas.

On établira dans chaque chef-lieu de département, d'arrondissement et de canton, un comité composé de MM. le maire, le curé et de huit membres pris dans le conseil municipal ou élus par les électeurs communaux.

Il sera nommé un médecin par arrondissement, lequel sera rétribué selon l'étendue du rayon et le chiffre de la population. Cette place sera donnée au concours; voici à peu près les fonctions qu'il aura à remplir.

Le médecin sera tenu de faire des tournées semestrielles dans toutes les communes, établissemens publics et particuliers, tels que prisons, hospices, casernes, ateliers, fabriques, mines en exploitation, etc., etc. Ces visites seront annoncées d'avance à MM. les maires qui en préviendront les chefs d'établissement.

Il sera chargé de faire un rapport tous les ans dans lequel seront consignées les causes ou conditions des maladies générales, s'il en existe, ainsi que les moyens hygiéniques dont il jugera convenable de faire usage.

Ce rapport sera imprimé, distribué et répandu gratis dans lesdits lieux.

Le médecin devra se transporter sur tous les points où viendra se manifester quelque affection populaire.

Son premier soin sera de relever le moral des habitans en leur donnant l'assurance que la maladie n'est point contagieuse, la *variole exceptée,* et qu'il y a possibilité de lui faire perdre de son intensité, de la rendre moins générale et même de la faire disparaître par de sages mesures hygiéniques.

Le médecin s'opposera à toute mesure qui pourrait gêner la circulation des habitans, objets de commerce et autres. Point de contrainte, point de suspicion. Au lieu de lazarets, on créera des hospices et des maisons de convalescence; et à la place de soldats et autres employés destinés à arrêter ou à confiner la prétendue contagion, on formera des commissions de secours.

Il étudiera le caractère et la nature de la maladie, au lit du malade; puis il recherchera les causes, soit efficientes soit prédisposantes; pour cela, il examinera la localité, la nature du sol, ses produits, son élévation au-dessus du niveau de la mer, ou des rivières. Il cherchera à s'enquérir des habitudes, du régime alimentaire et des travaux habituels des habitans. Il portera son attention sur le rayon atmosphérique; il s'assurera si l'air est sec ou humide, s'il existe des courans d'air produits par le voisinage de la mer ou de quelque fleuve; si la température varie brusquement. Il s'assurera de l'étendue du mal, c'est-à-dire s'il est borné dans une seule ville ou un seul village ou s'il occupe une vaste surface de pays; il s'informera, s'il existe dans le cercle qu'occupe la maladie, ou en dehors, des eaux croupissantes, des marécages ou quelque foyer d'infection, si les habitans, enfin y sont sujets à la fièvre intermittente.

Le médecin devra encore observer si la maladie régnante s'est montrée grave au début, ou si bénigne et légère dans le principe, elle s'est compliquée ensuite et a fini par revêtir un caractère pernicieux. Dans ce cas, il recherchera les causes de cette aggravation dans les conditions diététiques. Enfin, il devra être informé si les passagers contractent la maladie dans un espace de tems donné; si elle sévit de préférence sur telle ou telle classe d'habitans.

Après cet examen, le médecin recommandera d'éviter toute impression froide ou refroidissement subit, soit en s'abstenant de sortir ou de fréquenter les lieux frais pendant que le corps est en sueur, soit en se tenant bien couverts et en faisant usage de la flanelle sur la peau.

On évitera également les causes énervantes de l'économie, telles que les veilles continuelles, les travaux rudes, une nourriture relâchante, l'influence marécageuse, les affections tristes de l'ame, les relations vénériennes, etc.

Il déconseillera l'usage des excitans de l'économie et particulièrement de ceux qui frappent les surfaces muqueuses, comme une alimentation trop succulente, l'insolation, les boissons stimulantes, les salaisons, etc.

Il conseillera, au contraire, une alimentation mixte, se composant de viandes blanches plutôt rôties que bouillies, de poisson frit, œufs et légumes en petite quantité, l'usage modéré d'un vin léger, compotes, gelées etc.

Le médecin réclamera le concours de l'administration pour le maintien de l'ordre, pour secourir la classe indigente, subvenir aux besoins des divers services publics, pour assurer les moyens d'assainissement, etc.

Si on ne peut éviter les influences locales, l'émigration pourra devenir utile ; on fera en sorte qu'elle ne s'effectue pas brusquement et en masse et n'occasionne pas du désordre souvent plus déplorable que le mal. Recommandée, comme simple moyen de se garantir d'une cause accidentelle et tout-à-fait locale, les habitans se prêteront d'autant mieux à cette mesure sanitaire qu'ils sauront que leur absence ne sera pas de longue durée, que leurs relations ne seront point interrompues et qu'ils ne porteront pas ailleurs le fléau qui les décime. En effet, il s'agira d'un simple déplacement. On s'éloignera le moins possible et sans avoir égard à la distance ; on choisira la résidence qui réunira les conditions hygiéniques les plus opposées à celles de la localité où règne la maladie. Inutile d'ajouter qu'on pourra laisser un ou plusieurs membres de la famille pour surveiller les affaires, en ayant soin de les remplacer de tems à autre, selon ce que l'expérience aura appris relativement à celui qui s'écoule depuis l'action des causes jusqu'à l'invasion du mal.

Quant aux affections réellement constitutionnelles, telles que la grippe, la scarlatine, etc., je crois qu'il devient inutile de leur opposer les moyens préventifs dans le but d'arrêter leur marche. Mais l'emploi de ces moyens est d'une utilité incontestable pendant la convalescence afin de prévenir les recrudescences dont les suites ont été si funestes.

La nature de ce travail m'impose l'obligation de faire mention de la variole ; aussi est-ce avec regret que je consigne ici, que tandis qu'il n'est pris que des demi mesures pour faciliter la propagation du préservatif de cette maladie, on néglige d'autre part les moyens sanitaires, propres à borner les ravages de cette affection essentiellement contagieuse.

Je termine ce travail auquel j'aurais voulu donner moins d'étendue. Les vues théoriques et les observations cliniques qu'il contient, tendent à éclairer divers points d'hygiène publique. Je ne cherche nullement à dissimuler son imperfection. Mais tel qu'il est, je ne le crois pas cependant tout-à-fait inutile, parce que s'il ne contribue pas à la solution de quelques unes des questions qui y sont traitées, il pourra du moins fournir des renseignemens propres à éclairer le praticien dans le cas ou quelque maladie populaire viendrait à éclater de nouveau dans notre département.

Voilà, messieurs, les motifs qui m'ont entraîné et empêché d'être bref. Vous portez trop d'intérêt à tout ce qui touche la santé publique pour que je réclame en vain votre indulgence.

www.ingramcontent.com/pod-product-compliance
Lightning Source LLC
LaVergne TN
LVHW020046170826
845678LV00001B/454

* 9 7 8 2 3 2 9 6 8 9 1 3 5 *